Nighat Majeed

# Objectivos cardiovasculares em doentes com Diabetes Mellitus

AF551102

Nighat Majeed

# Objectivos cardiovasculares em doentes com Diabetes Mellitus

## Avaliação do cumprimento dos objectivos cardiovasculares em doentes com diabetes mellitus e factores preditivos de cumprimento

ScienciaScripts

**Imprint**
Any brand names and product names mentioned in this book are subject to trademark, brand or patent protection and are trademarks or registered trademarks of their respective holders. The use of brand names, product names, common names, trade names, product descriptions etc. even without a particular marking in this work is in no way to be construed to mean that such names may be regarded as unrestricted in respect of trademark and brand protection legislation and could thus be used by anyone.

Cover image: www.ingimage.com

This book is a translation from the original published under ISBN 978-3-659-85360-9.

Publisher:
Sciencia Scripts
is a trademark of
Dodo Books Indian Ocean Ltd. and OmniScriptum S.R.L publishing group

120 High Road, East Finchley, London, N2 9ED, United Kingdom
Str. Armeneasca 28/1, office 1, Chisinau MD-2012, Republic of Moldova, Europe
Managing Directors: Ieva Konstantinova, Victoria Ursu
info@omniscriptum.com

Printed at: see last page
**ISBN: 978-620-8-37727-4**

Copyright © Nighat Majeed
Copyright © 2024 Dodo Books Indian Ocean Ltd. and OmniScriptum S.R.L publishing group

# Índice

## Agradecimentos

É com muito prazer que escrevo este agradecimento pela conclusão do meu livro. Agradeço sinceramente ao meu querido pai, que sempre me ajudou e rezou pelo meu sucesso.

Tenho a oportunidade de expressar os meus especiais cumprimentos e os meus mais sinceros agradecimentos à minha colega Dra. Nausheen sohail, responsável pela unidade de cuidados intensivos do Services hospital Lahore, pelas suas sugestões e ajuda na recolha de casos de estudo.

Tenho de exprimir a minha gratidão a Abdur rehman, bioestatístico do hospital shaikh zayed de Lahore, pela sua ajuda na análise estatística do meu estudo.

Gostaria também de expressar os meus especiais cumprimentos ao meu digno professor, Dr. Farrukh Iqbal, Professor de Medicina, Shaikh Zayed Postgraduate Medical Institute, Lahore, que supervisionou a minha formação.

Dr. Nighat Majeed

## Lista de abreviaturas

ß – Cells Islets of Langerhans.

BSL Blood sugar level.

DM Diabetes mellitus.

DNA Deoxy-ribonucleic acid.

GAD Glutamic acid decarboxylase.

$HbA_{1c}$ Hemoglobin $A_{1C}$.

MODY Maturity onset diabetes mellitus of young.

LV left ventricular.

CBC Complete blood count.

BUN Blood Urea Nitrogen.

S/Cr Serum Creatinine.

S/E Serum Electrolytes.

C/S Culture and sensitivity.

AHA American Heart association.

LDL Low density lipoprotein.

HDL High density Lipoprotein.

VLDL very Low density Lipoprotein.

CVD cardiovascular disease

## Resumo

A diabetes mellitus é a doença endócrina mais comum registada. A deficiência de insulina, absoluta ou relativa, produz estados metabólicos alterados. Afecta todos os sistemas orgânicos do corpo.

A gestão da diabetes mellitus tipo 2 exige um controlo rigoroso da hiperglicemia, da hiperlipidemia e da hipertensão. A medição da exposição a estes factores ajuda a avaliar o risco para os doentes na prevenção cardiovascular primária e a consecução dos objectivos predefinidos ajuda no controlo cardiovascular.

Para descobrir estes factos, foi realizado um estudo transversal em trezentos pacientes que frequentavam clínicas de internamento e ambulatório do hospital de serviços Lahore & khair-un-Nisa hospital Lahore de 1 de junho de$^{st}$ 2014 a 31 de dezembro de$^{st}$ 2014. Três parâmetros-chave HbA1c, pressão arterial sistólica e LDL-C de todos os pacientes foram registrados. os pacientes foram divididos com base nas metas acima mencionadas que são HbA1c ≤7%, pressão arterial sistólica ≤130mmHg e LDL-C≤100mg/dl em dois grupos. Os doentes que atingiram os três objectivos foram comparados com os que não atingiram a duração da diabetes mellitus, o índice de massa corporal, a terapêutica de redução da glicose, a terapêutica cardiovascular e as complicações micro e macro vasculares.

Dos 300 doentes, apenas 14 atingiram os três objectivos (p = 0,021). Não se verificou uma diferença significativa de complicações micro e macro vasculares entre os dois grupos de doentes (p = 0,48). Recomenda-se um bom controlo da pressão arterial, da glicemia e da hiperlipidemia para prevenir as complicações em doentes com diabetes mellitus.

# SECÇÃO - 1: REVISÃO DA LITERATURA

## Introdução

A diabetes mellitus é a doença endócrina mais comum e, em 2014, a prevalência global da diabetes foi estimada em 9% entre os adultos com idade igual ou superior a 18 anos. [1]

A diabetes mellitus é uma síndrome com um metabolismo desordenado e hiperglicemia inadequada devido a uma deficiência na secreção de insulina ou a uma combinação de diminuição da secreção de insulina e aumento da resistência à insulina.

É classificada como diabetes mellitus tipo 1 e diabetes mellitus tipo 2. Existem alguns outros tipos específicos de diabetes mellitus, como a diabetes de início na maturidade tipo 2 em jovens (MODY) .[2, 3]

A gestão da diabetes mellitus tipo 2 exige um controlo rigoroso da hiperglicemia, da hiperlipidemia e da hipertensão, os três indicadores de qualidade críticos para prevenir complicações cardiovasculares, ou seja, a hemoglobina glicosilada (HbA1c) (A), a pressão arterial sistólica (B) e o colesterol LDL (C).

A medição da exposição a estes factores ajuda na avaliação do risco para os doentes em prevenção cardiovascular primária e a consecução dos objectivos predefinidos ajuda no controlo cardiovascular.[4,5] A depressão grave foi significativamente (p=0,048) associada a taxas mais baixas de consecução dos objectivos ABC (25,4%) em comparação com os doentes sem depressão (5,0%).[6]

A caraterística da dislipidemia diabética é a concentração elevada de triglicéridos no plasma, a baixa concentração de HDL e o aumento do colesterol LDL.[7] A diabetes mellitus pode complicar-se com doença arterial coronária, acidente vascular cerebral e doença arterial periférica. Os doentes com diabetes mellitus correm um risco acrescido de desenvolver doenças cardíacas e os doentes com doenças cardiovasculares diagnosticadas como tendo diabetes mellitus têm um mau prognóstico.[8]

O excesso de peso e a obesidade contribuíram para o aumento da prevalência.[9] Os doentes com diabetes de tipo 2 apresentam disfunção endotelial. As doenças glicometabólicas e cardiovasculares estão inter-relacionadas.[10, 11, 12]

A hiperglicemia contribui para a lesão do miocárdio após eventos isquémicos, mas não é o único fator e tanto a pré-diabetes como a síndrome metabólica, mesmo em doentes normoglicémicos, aumentam o risco de doença cardíaca.[13] Existe uma forte associação entre qualquer forma de distúrbios glucometabólicos e a insuficiência cardíaca.[14]

A hiperglicemia, a hiperlipidemia, a hipertensão e a microalbuminúria são os principais factores de risco para o aumento da incidência da doença arterial coronária.

O controlo do ABC da diabetes mellitus pode reduzir o risco de acidente vascular cerebral (AVC) e de doença isquémica do coração.[15] Segundo dados da OMS, 75% dos doentes com diabetes mellitus não insulino-dependente morrem devido a acidentes vasculares.[16] A síndrome metabólica é um conjunto de factores de risco responsável pela maior parte do excesso de morbilidade cardiovascular nas pessoas com diabetes mellitus tipo 2.

A síndrome metabólica aumenta em três vezes o risco de doença coronária e de acidente vascular cerebral, com um aumento acentuado da mortalidade cardiovascular, pelo que a diabetes mellitus é considerada uma doença vascular diagnosticada por níveis elevados de açúcar no sangue.[17,18] obesidade associada a anomalias metabólicas, como o estado pró-inflamatório, é suscetível de modificar o risco de doença cardiovascular na diabetes mellitus.

Os achados vasculares anormais são observados em doentes com diabetes mellitus sob a forma de calcificação da artéria coronária, a espessura da íntima média da carótida e a disfunção endotelial vascular são achados vasculares subclínicos na diabetes mellitus. [16,17]As provas sugerem que o LDL.C>100mg/dl está associado a um aumento do risco cardiovascular.[19]

**Diagnóstico e classificação da diabetes mellitus**

A diabetes mellitus é classificada com base na sua etiologia e no seu mecanismo patológico. As duas grandes categorias de diabetes mellitus são a diabetes mellitus de tipo 1 e a diabetes mellitus de tipo 2[3] . A diabetes mellitus de tipo 1 resulta na destruição autoimune das células β, o que leva à deficiência de insulina. Caracteriza-se por deficiência de insulina e tendência para desenvolver cetose.

A diabetes mellitus tipo 2 é um grupo heterogéneo de doenças caracterizadas por um grau variável de resistência à insulina, uma secreção deficiente de insulina e um aumento da produção de glicose. O diagnóstico da diabetes mellitus é efectuado com base nos critérios mencionados no (Quadro 1). 2

Tabela 1: Critérios para o diagnóstico da diabetes

1. A1C ≥6,5%. O teste deve ser efectuado num laboratório que utilize um método normalizado para o ensaio DCCT OU

2. FPG ≥126 mg/dl (7,0 mmol/l). O jejum é definido como a ausência de ingestão calórica durante pelo menos 8 horas ou

3. Glicose plasmática de 2 horas ≥200 mg/dl (11,1 mmol/l) durante um OGTT. O teste deve ser efectuado conforme descrito pela Organização Mundial de Saúde, utilizando uma carga de glicose contendo o equivalente a 75 g de glicose anidra dissolvida em água ou

4. num doente com sintomas clássicos de hiperglicemia ou crise hiperglicémica, uma glicose plasmática aleatória ≥200 mg/dl (11,1 mmol/l).

5. Diabetes gestacional. Carga de glicose de 75 g, jejum 95mg/dl(5,3mmol/l)-Uma hora-180mg/dl(10mmol/l).duas horas-155mg/dl/l.

Com base na etiopatogénese, a diabetes mellitus é classificada em .[2]

I. Diabetes de tipo 1 (destruição das células β, geralmente conduzindo a uma deficiência absoluta de insulina)

A. Imunomediada

B. Idiopático

C.

II. Diabetes tipo 2 (pode variar desde uma resistência à insulina predominante com deficiência relativa de insulina até um defeito predominantemente secretor com resistência à insulina)

III. Outros tipos específicos

A. Defeitos genéticos da função das células β

1. Cromossoma 12, HNF-1α (MODY3)

2. Cromossoma 7, glucocinase

(MODY2)

3. Cromossoma 20, HNF-4α (MODY1)

4. Cromossoma 13, promotor da insulina

fator-1 (IPF-1; MODY4)

5. Cromossoma 17, HNF-1β (MODY5)

6. Cromossoma 2, *NeuroD1* (MODY6)

7. ADN mitocondrial

8. Outros

B. Defeitos genéticos na ação da insulina

1. Resistência à insulina de tipo A

2. Leprechaunismo

3. Síndrome de Rabson-Mendenhall

4. Diabetes lipoatrófica

5. Outros

C. Doenças do pâncreas exócrino

1. Pancreatite

2. Traumatismo/pancreatectomia

3. Neoplasia

4. Fibrose cística

5. Hemocromatose

6. Pancreatopatia fibrocalculosa

7. Outros

D. Endocrinopatias

1. Acromegalia

2. Síndrome de Cushing

3. Glucagonoma

4. Feocromocitoma

5. Hipertiroidismo

6. Somatostatinoma

7. Aldosteronoma

8. Outros

2. Induzida por drogas ou produtos químicos

1. Vacor

2. Pentamidina

3. Ácido nicotínico

4. Glucocorticóides

5. Hormona tiroideia

6. Diazóxido

7. Agonistas β-adrenérgicos

8. Tiazidas

9. Dilantina

10. γ-Interferão

11. Outros

3. Infecções

1. Rubéola congénita
2. Citomegalovírus
3. Outros
4. Formas pouco comuns de diabetes imunomediada
1. "Síndrome do "homem rígido
2. Anticorpos anti-insulina
3. Outros
5. Outras síndromes genéticas por vezes associadas à diabetes
6. Síndrome de Down
7. Síndrome de Klinefelter
8. Síndrome de Turner
9. Síndrome de Wolfram
10. ataxia de Friedreich
11. Coréia de Huntington
12. Síndrome de Laurence-Moon-Biedl
13. Distrofia miotónica
14. Porfiria
15. Síndrome de Prader-Willi
16. Outros
17.

IV. Diabetes mellitus gestacional. É definida como qualquer grau de intolerância à glucose com início ou reconhecimento inicial durante a gravidez.

O grau de hiperglicemia pode mudar ao longo do tempo, dependendo da extensão do processo da doença subjacente (Tabela 2). Em alguns indivíduos com diabetes, é possível obter um controlo glicémico adequado com redução de peso, exercício físico e/ou agentes orais para baixar a glicose.

alguns indivíduos que têm alguma secreção residual de insulina, mas que necessitam de insulina exógena para um controlo glicémico adequado, podem sobreviver sem ela. Os indivíduos com destruição extensa das células β e sem secreção residual de insulina necessitam de insulina para sobreviver. A gravidade da anomalia metabólica pode progredir, regredir ou permanecer inalterada, pelo que o grau de hiperglicemia reflecte a gravidade do processo metabólico subjacente e o seu tratamento.

Quadro 2: Distúrbios da glicémia

| **Fases** | **Tipos** | **Normoglicemia** | **Hiperglicemia** | |
|---|---|---|---|---|
| | | Regulação normal da glucose | Tolerância à glucose diminuída /glicose prejudiciais (predi abetes) | Diabetes mellitus<br>Sem necessidade de insulina-insulina para controlo-insulina para sobrevivência |
| **Tipo 1. *** | | | | |
| **Tipo 2** | | | | |
| **Outros tipos específicos. **** | | | | |
| **Diabetes gestacional**** | | | | |

Perturbações da glicemia: tipos etiológicos e estádios. *Mesmo depois de se apresentarem em cetoacidose, estes doentes podem regressar brevemente à normoglicemia sem necessitarem de terapia contínua (ou seja, remissão em "lua de mel"); **em casos raros, os doentes destas categorias (por exemplo, toxicidade do Vacor, diabetes de tipo 1 na gravidez) podem necessitar de insulina para sobreviver.

**Epidemiologia da Diabetes Mellitus**

A epidemiologia da diabetes mellitus é descrita nas seguintes rubricas:

- Prevalência
- Distribuição geográfica
- Idade
- Sexo
- Obesidade
- Predisposição genética / Autoimunidade

**Diabetes mellitus tipo 1.**

**Prevalência**

A prevalência mais elevada de diabetes mellitus de tipo 1 imunomediada verifica-se na Escandinávia, onde representa 20% do total de doentes com diabetes. É de 15% no sul da Europa, 10% nos EUA e 1% no Japão. [20].

**Distribuição geográfica.**

A incidência anual de DM tipo 1 é mais elevada no Norte da Europa do que na zona mediterrânica, com exceção da Sardenha. A incidência na Holanda é inferior à da Dinamarca, que por sua vez é inferior à da Suécia e da Finlândia.

**Idade.**

a) Tanto as raparigas como os rapazes atingem um pico aos 11-14 anos de idade.

b) Os doentes inicialmente classificados e tratados como diabetes mellitus de tipo 2 podem necessitar de insulina após um a cinco anos de terapia com dieta, exercício e agentes hipoglicémicos orais. Estes doentes podem representar uma diabetes mellitus de início lento.

**Predisposição genética.**

A diabetes mellitus pode ser transmitida de forma familiar, embora em alguns casos o modo de transmissão possa ser autossómico dominante, recessivo ou multifatorial. A tipagem HLA revelou uma associação com o antigénio B8, DWI5, DW3 e DW4. Nestes doentes, a doença aparece como diabetes mellitus de início juvenil .[3]

**Autoimunidade.**

Os auto-anticorpos circulantes das células dos ilhéus foram detectados em 85% dos diabéticos de tipo 1 em 1st semana da sua diabetes. A maioria dos anticorpos das células dos ilhéus é detectada contra a descarboxilase do ácido glutâmico (GAD), uma enzima localizada nas células B pancreáticas .[3]

**Idiopático.**

Em 10% dos casos, os auto-anticorpos não podem ser detectados e a doença é rotulada como idiopática

**Diabetes Mellitus tipo 2**

**Prevalência**

90% dos doentes com diabetes mellitus estão incluídos na diabetes mellitus de tipo 2. A nível mundial, em 2010, estimava-se que 285 milhões de pessoas sofriam de diabetes, sendo que o tipo 2 representava cerca de 90% dos casos. Em 2013, segundo a Federação Internacional de Diabetes, estimava-se que 381 milhões de pessoas sofriam de diabetes. A sua prevalência está a aumentar rapidamente e, até 2030, estima-se que este número quase duplicará .[1, 20]

**Distribuição geográfica**

Prevê-se que o maior aumento da prevalência ocorra na Ásia e em África, onde provavelmente se encontrará a maioria dos doentes até 2030.[20]

**Idade**

A diabetes mellitus tipo 2 é mais comum em doentes com mais de 30 anos de idade.

**Sexo**

Não há preponderância de sexo.

**Obesidade**

60-70% dos doentes com diabetes mellitus tipo 2 são obesos, enquanto em 30% dos doentes a obesidade não está relacionada com a diabetes mellitus. Nos doentes obesos, a associação é a hiperglicemia e a hiperinsulinemia.

**Predisposição genética**

No caso da diabetes mellitus tipo 2, foi descrita a ligação a um local no cromossoma 2 numa população mexicana-americana. Em gémeos monozigóticos com mais de 40 anos de idade, a concordância desenvolve-se em mais de 70% dos casos, no espaço de um ano, sempre que um dos gémeos desenvolve diabetes tipo 2.

**Idiopático**

Em 10% dos casos, os auto-anticorpos não podem ser detectados e a doença é classificada como idiopática.

**Patogénese das complicações da diabetes mellitus**

a) Controlo metabólico deficiente e HbAIC média mais elevada para as principais infecções

b) Microangiopatia

c) Neuropatia diabética

d) Resistência à insulina

e) Mecanismo autoimune

**Controlo metabólico deficiente e HbAIC média mais elevada que conduz a infecções.**

As infecções na diabetes mellitus tipo 2 parecem estar associadas a um mau controlo metabólico e a valores médios mais elevados de HbAIC. [21] Os factores envolvidos no desenvolvimento de infecções são,

A. Redução da atividade fagocítica

b. Diminuição da diapedese e atraso na quimiotaxia. c. Insuficiência vascular, diminuição do fluxo sanguíneo.

d. Produção defeituosa de colagénio.

A quimiotaxia prejudicada pode ser causada por alterações bioquímicas e metabólicas e por hiperlipidemias observadas em muitos diabéticos. Na presença de glicose sanguínea elevada, o efeito do IGF-1 na captação de glicose e na proliferação de queratinócitos é inibido, pelo que a sua utilização da glicose é prejudicada e a proliferação e diferenciação da pele são afectadas.

**MICROANGIOPATIA**

A microangiopatia é definida como um espessamento difuso das membranas basais e das paredes capilares que pode ser detectado por microscopia ótica como deposição de material positivo para ácido periódico de Schiff (PAS) e por microscopia eletrónica como envolvimento da lâmina basal.[5]

Parece existir uma correlação positiva entre a espessura da membrana basal e a duração da diabetes mellitus. A microangiopatia diabética precede as anomalias manifestas da doença. A microangiopatia é responsável pela retinopatia, nefropatia e dermopatia, etc., associadas à doença.

O mecanismo exato da microangiopatia não é conhecido e os factores responsáveis são:

a. Deficiência no transporte de O2.

b. Aumento da viscosidade do plasma

c. Aumento da agregação dos glóbulos vermelhos

d. Lesão das células endoteliais e trauma tecidular local

e. Deficiência de insulina

f. Agregação de plaquetas

g. Alterações do colagénio

**FORNECIMENTO INSUFICIENTE DE OXIGÉNIO**

Na hiperglicemia persistente, a maior afinidade da Hb glicosilada pelo oxigénio pode levar à hipóxia dos tecidos, incluindo a hipóxia encontrada na parede dos vasos.

**AUMENTO DA VISCOSIDADE DO PLASMA**

Foram registadas concentrações elevadas de glicoproteínas plasmáticas em diabéticos e estão associadas a um aumento da viscosidade plasmática.

### AUMENTO DA AGREGAÇÃO DOS GLÓBULOS VERMELHOS

Esta situação está frequentemente associada a um aumento da viscosidade do plasma.

### LESÃO DAS CÉLULAS ENDOTELIAIS E TRAUMA TECIDULAR LOCAL

A aterosclerose prematura pode causar danos nas células endoteliais e levar à formação de microtrombos.

### DEFICIÊNCIA DE INSULINA

É também um fator de desenvolvimento de microangiopatia. Vários anos após o início da resistência à insulina, os níveis de glucose em jejum e pós-prandiais são normalmente normais. Durante este período, as células β pancreáticas são capazes de aumentar a secreção de insulina em resposta à resistência à insulina, mantendo assim níveis normais de glucose no plasma. No entanto, em algumas pessoas, a secreção de insulina diminui com o envelhecimento e surgem concentrações elevadas de glucose. A primeira anomalia na glucose plasmática em doentes com resistência à insulina é a IFG (ou tolerância à glucose diminuída).[22, 23]

### AGREGAÇÃO PLAQUETÁRIA

A agregação e adesão plaquetárias anormais foram descritas em diabéticos e são importantes no desenvolvimento de doença microvascular obliterativa.

### ALTERAÇÕES DO COLAGÉNIO

A acumulação de colagénio excessivo pode dever-se a uma alteração da sua natureza que o torna resistente às colagenases.

### RESISTÊNCIA À INSULINA

A resistência à insulina é identificada como um possível mecanismo patogénico[24] . Uma concentração elevada de insulina estimula a síntese de ADN e a proliferação celular através do IGF-I.

**Complicações da Diabetes Mellitus**

As complicações da diabetes mellitus dividem-se em complicações agudas e crónicas.

**Complicações agudas**

1. **Cetoacidose diabética.** Na cetoacidose diabética, os baixos níveis de insulina levam o fígado a transformar os ácidos gordos em cetonas. Os corpos cetónicos são substratos intermédios nessa sequência metabólica. Níveis elevados de corpos cetónicos no sangue diminuem o pH do sangue, levando à cetoacidose diabética.[1, 2]

2. **Hiperglicemia estado hiperosmolar.** Acima de 300 mg/dl ou 16 mmol/glicose no sangue, a água é osmoticamente retirada das células para o sangue e os rins começam a excretar glicose na urina. Isto resulta numa perda de água e num aumento da osmolalidade do sangue. As células ficam progressivamente desidratadas à medida que a água lhes é retirada e excretada. Os desequilíbrios electrolíticos são também frequentes.

3. A hipoglicemia é um nível anormalmente baixo de glucose no sangue, normalmente inferior a 70mg/dl. A consciência pode ser alterada ou mesmo perdida em casos extremos, levando a convulsões de coma, ou mesmo a danos cerebrais e morte.

4. **Infecções respiratórias.** A resposta imunitária é prejudicada em indivíduos com diabetes mellitus. Estudos celulares demonstraram que a hiperglicemia reduz a função das células imunitárias e aumenta a inflamação. Os efeitos vasculares da diabetes também tendem a alterar a função pulmonar, o que leva a um aumento da suscetibilidade a infecções respiratórias, como a pneumonia e a gripe, nos indivíduos com diabetes[25]

5. **Doença periodontal.** A doença gengival está normalmente relacionada com a infeção bacteriana por organismos como o actinomiceto, a porphyromonas gingivalis e o acinobacter[26]

**Complicações crónicas da Diabetes mellitus.**

A elevação crónica da glicose no sangue provoca angiopatia. As células endoteliais que revestem os vasos sanguíneos absorvem mais glucose do que o normal, uma vez que não dependem da insulina. As células endoteliais que revestem os vasos sanguíneos absorvem mais glucose do que o normal, uma vez que não dependem da insulina. Formam então mais glicoproteínas de superfície do que o normal e fazem com que a membrana basal se torne mais espessa e mais fraca.

.1. **Cardiomiopatia diabética.** A cardiomiopatia diabética provoca lesões no músculo cardíaco, levando a uma diminuição do relaxamento, que é a causa da disfunção diastólica e, eventualmente, da insuficiência cardíaca. Esta condição pode ocorrer independentemente dos danos causados aos vasos sanguíneos por níveis elevados de glucose no sangue.

2. **Nefropatia diabética.** Ocorrem danos nos rins que podem levar a uma insuficiência renal crónica, que eventualmente requer diálise. A diabetes mellitus é a causa mais comum de insuficiência renal em adultos no mundo desenvolvido.[27]

3. **Retinopatia diabética**. Crescimento de novos vasos sanguíneos friáveis e de má qualidade na retina, bem como edema macular, levando a uma grave perda de visão ou cegueira. Os danos na retina fazem com que seja a causa mais comum de cegueira entre adultos não idosos nos EUA.[28]

4. **Neuropatia diabética.** Na neuropatia autonómica, há perturbação da transpiração e perturbações na regulação da temperatura.

A neuropatia motora manifesta-se através de garras nos dedos dos pés. As alterações de forma devem-se a desequilíbrios na musculatura interna e resultam em sapatos mal ajustados e conduzem a traumatismos e ulcerações dos pés. A neuropatia sensorial provoca uma diminuição das sensações, incluindo uma diminuição da sensibilidade térmica. [29]

5. **Encefalopatia diabética.** Observa-se um aumento do declínio cognitivo e do risco de demência, incluindo a do tipo Alzheimer, em doentes com diabetes. São propostos vários mecanismos, incluindo alterações no fornecimento vascular do cérebro e a interação da insulina com o próprio cérebro.[30]

**B: Complicações macrovasculares**

1. **O pé** diabético. A gangrena do pé diabético é a complicação mais terrível. 20% dos internamentos hospitalares de diabéticos devem-se a lesões no pé diabético. A neuropatia periférica, a doença vascular periférica e as infecções são os três principais problemas que causam o pé diabético.[31]

2. **Doença das artérias coronárias**. A diabetes mellitus causa enfartes do miocárdio. Estudos

mais recentes demonstraram que o risco de enfarte do miocárdio em pessoas com diabetes é equivalente ao risco em doentes não diabéticos com antecedentes de enfarte do miocárdio. A Associação Americana de Diabetes e a Associação Americana do Coração recomendam que a diabetes seja considerada um equivalente de risco de doença arterial coronária e não um fator de risco.[31]

3. **Doença pulmonar restritiva**. É conhecida por estar associada à diabetes. A restrição pulmonar na diabetes pode resultar de inflamação crónica dos tecidos de baixo grau, microangiopatia e/ou acumulação de produtos finais de glicação avançada.[32]

4. **Acidente vascular cerebral (AVC).** A formação de coágulos em resultado da acumulação de placas provoca o bloqueio dos vasos sanguíneos no cérebro, resultando num AVC isquémico. A pressão arterial elevada é mais comum em doentes diabéticos, o que pode causar anomalias nos pequenos vasos do cérebro.

**Ensaios de hemoglobina glicosilada (HbA1C)**

A glicohemoglobina é produzida por uma reação entre a glucose e o aminoácido terminal de ambas as cadeias beta da molécula de hemoglobina. A principal forma de glicohemoglobina é a HbAIC, que normalmente compreende 4-6% da hemoglobina total. As restantes glicohemoglobinas (2-4% da Hb total) contêm glucose fosforilada ou frutose e são designadas por hemoglobina Ala e Alb, respetivamente. A glicosilação da hemoglobina depende da concentração de glucose no sangue e a reação é irreversível, pelo que a semi-vida da hemoglobina glicosilada está relacionada com o tempo de vida dos glóbulos vermelhos (120 dias).

Assim, a hemoglobina glicosilada reflecte o estado da glicemia durante as 8-12 semanas anteriores. O intervalo normal é de 5-5,6%.

**Diabetes Mellitus e HbA1c**

Para pessoas sem diabetes, a faixa normal da hemoglobina A1c é entre 4% e 5,6%. Níveis de hemoglobina A1c entre 5,7% e 6,4% indicam risco aumentado de diabetes, e níveis de 6,5% ou mais indicam diabetes. Como os estudos têm demonstrado repetidamente que a diabetes fora de controlo resulta em complicações da doença, o objetivo para as pessoas com diabetes é uma hemoglobina A1c inferior a 7%.33,34

**Tabela 3. Factores que interferem com as medições cromatográficas das glicohemoglobinas**

**Substância que provoca falsos valores elevados**

Pré-hemoglobina AIC

Hb carbomoilada (uraemia)

Hemoglobina F

**Condições que provocam valores falsamente baixos**

Hemoglobinopatias (Hb C, D e S)

Hemorragia de flebotomias terapêuticas

**Complicações cardiovasculares da diabetes mellitus**

**Diabetes e doenças cardiovasculares específicas.**

A diabetes mellitus é um fator de risco independente para a DCV, tanto nos homens como nas mulheres.[35,36,37,38] A DCV é apontada como a causa de morte em 65% das pessoas com diabetes.[22] Os doentes com diabetes mellitus desenvolvem DCV clínica e têm um pior prognóstico de sobrevivência do que os doentes com DCV sem diabetes.[39] A diabetes pode apresentar as seguintes complicações cardiovasculares.

1. **Doença coronária aterosclerótica.**

A diabetes tipo 1 e a diabetes tipo 2 são factores de risco independentes para a doença coronária.[40] A isquemia miocárdica em doentes coronários pode ser assintomática.[24] Consequentemente, a aterosclerose multivaso está frequentemente presente antes da ocorrência de sintomas isquémicos e antes de ser instituído o tratamento.

2. **Cardiomiopatia diabética**

A cardiomiopatia diabética ocorre tanto devido à diabetes mellitus como à doença cardíaca isquémica e ambos os factores são responsáveis pela aceleração da doença cardíaca e podem causar insuficiência cardíaca congestiva.

Existem vários factores subjacentes à cardiomiopatia diabética. Aterosclerose coronária grave, hipertensão prolongada, hiperglicemia crónica, doença microvascular, glicosilação das proteínas do miocárdio e neuropatia autonómica.[41] **3. Acidente vascular cerebral**

Os doentes diabéticos têm um risco três vezes maior de mortalidade por AVC. Os doentes diabéticos têm um risco acrescido. Os doentes com diabetes têm maior probabilidade de sofrer um ataque isquémico transitório e 13% dos doentes com diabetes com mais de 65 anos sofreram um AVC.[42]

### 3. Doença renal

A nefropatia diabética é uma síndrome clínica caracterizada por

- Albuminúria persistente (>300 mg/d ou >200 µg/min) confirmada em pelo menos 2 ocasiões com 3-6 meses de intervalo
- Declínio progressivo da filtração glomerular no rato.
- Pressão arterial elevada

A nefropatia diabética pode ser dividida em 4 fases: microalbuminúria, macroalbuminúria, síndrome nefrótica e insuficiência renal crónica. A doença renal é uma complicação comum e frequentemente grave da diabetes.[43] Até 35% dos novos doentes que iniciam a terapêutica de diálise têm diabetes de tipo 2. Quando a diabetes está presente, a DCV é a principal causa de morte entre os doentes com ESRD.

**Factores de risco para o desenvolvimento de diabetes e doenças cardiovasculares.**

Todos os principais factores de risco cardiovascular - tabagismo, hipertensão e colesterol sérico elevado - continuam a contribuir de forma independente para a DCV em doentes com diabetes. [44]

Table 4: **Factores de risco para o desenvolvimento de doença cardiovascular diabética**

| | |
|---|---|
| 1. | Genética |
| 2. | Idade |
| 3 | Duração da diabetes |
| 4. | Fumar |

| 5. | Hipertensão sistólica |
|---|---|
| 6. | Hipertensão diastólica |
| 7. | Hipercolestrolemia |
| 8. | Hipertrigliceridemia |
| 9. | Hiperglicemia |

**Factores de risco predisponentes**

Vários factores predisponentes, como a obesidade, a inatividade física e o avanço da idade, afectam simultaneamente o desenvolvimento de DCV e de diabetes mellitus. Estes factores predisponentes exacerbam os principais factores de risco, a dislipidemia, a hipertensão e a tolerância à glicose, os factores hereditários e o género.

**Hipertensão**

A tensão arterial normal em repouso situa-se no intervalo de 100-140 mmHg.sistólica e 60-90 mmHg diastólica. A hipertensão está presente se a pressão arterial em repouso for persistentemente igual ou superior a 140/90 mmHg para a maioria dos adultos.

A hipertensão é um fator de risco importante e bem estabelecido para a DCV. [48] Aumenta o risco de doença coronária e de acidente vascular cerebral e contribui para a nefropatia diabética. Existe uma associação positiva entre a resistência à insulina e a hipertensão; este facto sugere que a pressão arterial elevada merece ser incluída entre os componentes da síndrome metabólica· A hipertensão e a diabetes duplicam o risco de DCV, incluindo a nefropatia diabética.

**Resistência à Insulina e Síndrome Metabólica**

O Painel de Tratamento de Adultos III do Programa Nacional de Educação sobre o Colesterol dos Estados Unidos (2001) exige pelo menos três das seguintes caraterísticas para diagnosticar a síndrome metabólica.[45,49]

- Obesidade central:
- Circunferência da cintura≥ 102 cm ou 40 polegadas (homem), ≥ 88 cm ou 35 polegadas (mulher).
- Dislipidemia: TG ≥ 1,7 mmol/L (150 mg/dl) Dislipidemia: HDL-C < 40 mg/dl (homem), < 50

mg/dl (mulher).

- Pressão arterial ≥ 130/85 mmHg (ou tratado para hipertensão).
- Glicose plasmática em jejum ≥ 6,1 mmol/l (110 mg/dl).

Os factores de risco metabólico que ocorrem frequentemente em doentes com resistência à insulina são a dislipidemia aterogénica, a hipertensão, a intolerância à glicose e um estado pró-trombótico. A dislipidemia aterogénica é caracterizada por 3 anomalias das lipoproteínas: lipoproteínas de muito baixa densidade (VLDL) elevadas, pequenas partículas de LDL e colesterol baixo das lipoproteínas de alta densidade (HDL).

A dislipidemia aterogénica em doentes diabéticos é frequentemente designada por dislipidemia diabética. A tríade lipídica ocorre frequentemente em doentes com doença coronária prematura e deve-se ao facto de o fenótipo das lipoproteínas aterogénicas ser independente do colesterol LDL elevado. Em conjunto, representam um conjunto de anomalias das lipoproteínas, para além do colesterol LDL elevado, que promovem a aterosclerose.[46] Os doentes com resistência à insulina apresentam níveis de fibrinogénio aumentados, um aumento do inibidor do ativador do plasminogénio-1 e várias anomalias plaquetárias, apresentando assim um estado pró-trombótico.

**Colesterol LDL e em pacientes diabéticos**

Quando o colesterol LDL oxidado se torna elevado, ocorre a formação de ateromas nas paredes das artérias, o que causa a aterosclerose. O colesterol HDL é capaz de ir e remover o colesterol dos ateromas, pelo que o LDL, o VLDL e o IDL são colesterol aterogénico.[49-53]

Parece ser necessária alguma elevação do colesterol LDL para que a aterosclerose ocorra. Em populações com níveis muito baixos de colesterol LDL, a doença coronária clínica é relativamente rara, mesmo com a presença de outros factores de risco. Verifica-se que a maioria dos doentes com diabetes não apresenta elevações acentuadas do colesterol LDL, mas estes doentes têm, no entanto, níveis suficientemente elevados para suportar o desenvolvimento de aterosclerose.

**Fumar cigarros**

O consumo de cigarros é um dos principais factores de risco para a DCV. Os doentes com diabetes que são fumadores estão duplamente em risco

Avaliação do risco de diabetes mellitus &Gestão clínica das doenças cardiovasculares.

Para os principais factores de risco (tabagismo, pressão arterial elevada, lípidos e lipoproteínas séricos anormais e hiperglicemia) e para os factores de risco predisponentes (excesso de peso corporal e obesidade abdominal, inatividade física e história familiar de DCV), deve ser feita uma avaliação do risco.[54]

Os quadros 5 e 6 mostram a avaliação do risco no doente diabético e não está completa enquanto não forem avaliados os factores de risco predisponentes - obesidade, inatividade física e história familiar de DCV prematura.

Table 5: **Avaliação de risco para pacientes diabéticos. Dibetes e doença cardiovascular. Declaração científica da AHA**

**Tensão arterial.** Historial: Registar a história da pressão arterial (PA) e as medidas de tratamento, incluindo os agentes anti-hipertensores actuais e anteriores. Determinar também os factores adquiridos que afectam a PA: peso corporal, nível de atividade física, ingestão de sódio e consumo de álcool

Exame físico. Definir a PA atual a partir de múltiplas medições; medir a PA em posição supina, sentada e em pé em doentes idosos; considerar a monitorização ambulatória e automatizada da PA durante 24 horas em doentes idosos (detecta a ausência de queda nocturna da PA (disfunção autonómica), hipertensão episódica, hipertensão ortostática, hipertensão resistente).

História do **consumo de cigarros**: Registar os hábitos tabágicos actuais e passados; enumerar a duração do tabagismo (anos de consumo) e a intensidade (número de cigarros fumados por dia); determinar a exposição passiva ao fumo.

---

**Lípidos e lipoproteínas séricos**

Historial. Avaliar os hábitos alimentares e o consumo de álcool, os hábitos de exercício físico, os esforços para modificar os hábitos de vida, a utilização de medicamentos que influenciam os níveis de lipoproteínas, a história familiar de doença vascular prematura e dislipidemia, a história de perturbações da tiroide ou pancreatite

Exame físico.Verificar a existência de xantomas eruptivos e lipemia retiniana (sinais de hipertrigliceridemia grave), xantomas tuberoeruptivos (sinal de disbetalipoproteinemia), xantelasma (sugestivo de hiperlipidemia) e sinais de hipotiroidismo Laboratório Medir o colesterol total, triglicéridos, colesterol LDL e colesterol HDL em jejum (opcional: apolipoproteína B total[1] , tamanho do LDL), provas de função tiroideia, renal e hepática Albuminúria

---

**Medir a creatinina sérica**

Analisar a urina com uma vareta para detetar a presença de proteínas: Se a vareta for negativa, medir a relação albumina/creatinina na primeira amostra de urina da manhã

---

**Estado glicémico**

História: idade de início da hiperglicemia; evolução do controlo da diabetes; antecedentes familiares de diabetes, antecedentes de complicações diabéticas

Exame físico: estado cardiovascular, retinopatia, outras complicações diabéticas

Laboratório: glucose plasmática em jejum (FPG); hemoglobina A1c (periodicamente); diabetes=FPG>126 mg/dL (×2); glucose em jejum alterada=110 a 126 mg/dL (×2)

Table 6: **Avaliação da doença cardiovascular em doentes diabéticos. Declaração científica da AHA**

História: Avaliar a história do peso corporal, a idade de início do excesso de peso, a história de perda e ganho de peso; avaliar os hábitos alimentares e de exercício, os factores sociais e profissionais que afectam o peso corporal, o apoio familiar, a história do peso corporal dos membros da família na infância e na idade adulta, as atitudes e a motivação para o controlo do peso.

Exame físico. Medir o peso corporal (kg) e a altura (m); calcular o índice de massa corporal (IMC) ($kg/m^2$ ); classificar o peso corporal (IMC 25 a 29,9=sobrepeso; >30=obesidade); medir o perímetro da cintura (obesidade abdominal=>40 in [102 cm] nos homens ou >36 in [88 cm] nas mulheres; obesidade abdominal limítrofe nos homens, 88 a 102 cm)

**Atividade física**: Historial. Avaliar o nível de atividade física passado e atual; verificar a atividade no trabalho, a participação em desportos, caminhadas regulares, jogging ou natação. Nas mulheres, perguntar sobre a atividade nas tarefas domésticas e nos cuidados infantis; determinar as oportunidades e as instalações disponíveis para a prática regular de exercício físico

Exame físico. Avaliar o nível de aptidão cardiovascular em instalações de reabilitação cardíaca

**História da família:** Histórico: Avaliar a história familiar para DCV ou morte súbita. (A história familiar é positiva se a DCV ou morte súbita ocorreu em parentes de primeiro grau do sexo masculino antes dos 55 anos de idade ou em parentes de primeiro grau do sexo feminino antes dos 65 anos de idade). Determinar a presença ou ausência de outros factores de risco - níveis elevados de colesterol, consumo de tabaco, hipertensão, diabetes - em familiares de primeiro grau (pais biológicos, irmãos e descendentes).

Se possível, alargar a árvore genealógica aos familiares de segundo grau (avós, tios, tias). Criar uma árvore genealógica simples. Exames laboratoriais. Medir a glicose e os lípidos (colesterol, triglicéridos e colesterol HDL) em familiares de primeiro grau

**Deteção de DCV clínica e subclínica**

Existe uma maior probabilidade de morte súbita cardíaca e de enfartes do miocárdio não reconhecidos em doentes com diabetes.[38] As síndromes isquémicas agudas, a doença arterial periférica e as complicações avançadas de DCV estão presentes nos doentes diabéticos. O diagnóstico de enfarte do miocárdio pode não ser feito em doentes assintomáticos. A prova de esforço para deteção de isquemia e disfunção miocárdica deve ser realizada de acordo com as orientações gerais do American College of Cardiology (ACC)/AHA. [39]

Table 7: **ecção de DCV clínica e subclínica em doentes diabéticos**

**Considerações especiais para o teste de exercício em doentes diabéticos**

As reacções da pressão sanguínea e da frequência cardíaca são frequentemente reduzidas (devido a uma frequência cardíaca elevada em repouso)

Depressão indolor do segmento ST comum em doentes diabéticos

Especificidade diagnóstica da depressão do segmento ST frequentemente reduzida (devido a enfarte do miocárdio silencioso prévio, anomalias de condução e aumento da massa do VE)

Exercício ou stress farmacológico[201] A cintigrafia de perfusão de TI (ou[99] Tc) é uma alternativa favorável para o teste de exercício em doentes diabéticos

**Monitorização ambulatória do ECG para deteção de isquemia silenciosa:** pode ser útil em alguns doentes diabéticos, mas não é recomendada por rotina

---

**Avaliação não invasiva da função cardíaca Ecocardiografia (com Doppler) e ventriculografia com radionuclídeos**

Considerações especiais para doentes diabéticos

A disfunção diastólica precede frequentemente a disfunção sistólica

---

Disfunção diastólica comum em doentes diabéticos assintomáticos Anomalias do movimento da parede do VE: sugerem cardiomiopatia diabética **Avaliação da disfunção autonómica** a.Avaliação da disfunção autonómica à cabeceira

Dois ou mais dos seguintes testes são anormais, Frequência cardíaca em repouso (supina) 100 bpm, Excesso de resposta da pressão arterial diastólica ao exercício de preensão manual, Relação anormal entre o intervalo RR expiratório/inspiratório, Hipotensão postural.

b.Importância da disfunção autonómica em doentes diabéticos, c.Tem um mau prognóstico (50% de mortalidade em 5 anos)

d.Morte súbita comum; considerar estudo eletrofisiológico para investigação de síncope

E.Complicações acrescidas após procedimentos cirúrgicos electivos Perigo acrescido com anestesia geral.

---

**Deteção de doença cardiovascular subclínica:**

Historial: Avaliar cuidadosamente a claudicação, angina, dispneia de esforço, doença cerebrovascular.

Exame físico: exame cardiovascular de rotina; avaliação de hematomas nas artérias carótidas e femorais; avaliação dos pulsos das artérias periféricas; relação entre a pressão arterial sistólica do tornozelo e da artéria braquial (marcador de doença vascular periférica subclínica)

Laboratório: verificar a existência de microalbuminúria, ECG: a hipertrofia do VE é um forte indicador de morbilidade e mortalidade por doença coronária, TC por feixe de electrões: o índice de cálcio coronário está altamente correlacionado com a carga total de aterosclerose coronária (papel na avaliação do risco atualmente em investigação), ecografia carotídea: detecta aterosclerose carotídea subclínica (papel na avaliação do risco atualmente em investigação)

---

**Implicações para o tratamento de doentes com diabetes mellitus.**

O fator de risco predominante para a doença coronária em doentes com diabetes mellitus tipo 2 é a duração da doença. No entanto, o tabagismo, a hipertensão, a doença renal (macroalbuminúria e insuficiência renal) e a dislipidemia continuam a ser importantes. O tratamento eficaz da hiperglicemia reduz as complicações microvasculares da diabetes tipo 1.[44] A modificação de outros factores de risco de DCV quase certamente reduzirá o risco. Tabela 8

Table 8: Guia para a redução abrangente dos riscos em doentes com diabetes mellitus e outras doenças vasculares. Intervenção de risco e recomendação

Objetivo: a cessação completa do tabagismo incentiva vivamente o doente e a família a deixarem de fumar. Fornecer aconselhamento, substituição de nicotina e programas formais de cessação, conforme apropriado

**Objetivo da pressão arterial.≤135⁄85** Iniciar modificação do estilo de vida__ controle de peso, atividade física, modificação do álcool e atividade física moderada em todos os pacientes. Adicionar medicação para a pressão arterial individualizada a outros requisitos e caraterísticas do paciente (idade, raça, necessidade de medicamentos com benefícios específicos) se a pressão arterial inicial for superior a 140/100 ou superior a 140/90 por mais de três meses

**Controlo dos lípidos.** Objetivo primário: LDL>100mg/dl, objetivo secundário: HDL>35mg/dl, TG>200mg/dl. Iniciar dieta AHA passo 2<30%gordura<7%saturado, 200mg colesterol. Avaliar o perfil lipídico e adicionar medicamentos para baixar o colesterol se LDL >130mg

---

**Controlo da glicose.** Glicemia em jejum quase normal e HbA1c≤1%. Primeiro passo: redução de peso e exercício físico. Segundo passo: hipoglicemiantes orais, como as biguanidas. Terceiro passo: insulina

**Tratamento antiplaquetário:** Iniciar aspirina 80-325 mg se não for contra-indicada. Administrar varfarina a doentes pós-IAM para manter o INR 2-3,5, se o doente não puder tomar aspirina

**Inibidores da ECA em doentes pós-IAM.** Iniciar precocemente após o enfarte em doentes de risco estável (enfarte anterior, classe Killip 11). Continuar indefinidamente se a fração de ejeção do VE for <40% ou se houver sintomas de insuficiência cardíaca. Utilizar em doentes com necessidade de controlo da pressão arterial.

**Estrogénios.** Observacional mas não os dados clínicos) benefício

---

# SECÇÃO - 2

## OBJECTIVOS E METAS

1. Avaliar o número de doentes com diabetes mellitus que atingem os objectivos, LDL.c<100mg/dl, pressão arterial sistólica<130mmHg e HbA1c<7%).

2. Comparar os indivíduos que atingiram os objectivos com os que não os atingiram no que diz respeito aos factores que predizem o cumprimento dos objectivos, ou seja, idade, sexo, índice de massa corporal (IMC), medicamentos para baixar a glicose, complicações micro e macro vasculares.

### Conceção do estudo

Estudo transversal.

### Critérios de inclusão

Pacientes com diabetes mellitus atendidos no ambulatório do hospital de serviços Lahore & khair-un-Nisa hospital Lahore de 1 de junho$^{st}$ 2014 a 31 de dezembro$^{st}$ 2014.

### Critérios de exclusão

Os doentes com outras doenças para além da diabetes mellitus, tais como doenças malignas, doença renal primária, doença cardíaca congénita e vacuidades, foram excluídos do estudo.

### Tamanho da amostra

A dimensão da amostra foi calculada através da seguinte fórmula

$$n = \frac{2(Z a + Z\, 1-\beta)^{2}\, \sigma^{2},}{\Delta^{2}}$$

$Z_{\alpha}$ é 1,96. $Z_{1-\beta}$, é 0,8416. O desvio padrão (com base nos dados do artigo publicado) seria de aproximadamente 0,7. Δ a diferença no efeito de duas intervenções que é necessária (tamanho estimado do efeito) é de 15%. O tamanho aproximado da amostra registado foi de 300 pacientes.

### Doentes e métodos

Foram seguidos trezentos doentes que frequentavam a clínica de internamento e ambulatório do hospital de serviços de Lahore e do hospital khair-un-Nisa de Lahore de 1 de junho de[st] 2014 a 31 de dezembro de[st] 2014. O paciente foi diagnosticado com diabetes mellitus se a glicose plasmática em jejum (FPG) ≥ 126 mg / dl (7,0 mmol / l) OU uma glicose plasmática aleatória ≥ 200 mg / dl (11,1 mmol / l) OU glicose plasmática ≥ 200 mg / dl ( 11,1 mmol / l) 2 horas após uma carga de glicose de 75g OU A1C ≥ 6,5% verificado em duas ocasiões. Três parâmetros-chave HbA1c, pressão arterial sistólica e LDL-C de todos os pacientes foram de todos os pacientes foram registrados. os pacientes foram divididos com base nas metas mencionadas acima, ou seja, HbA1c ≤7%, pressão arterial sistólica ≤140mmHg e LDL- ^ 100mg / dl.pacientes que alcançaram todos os três objetivos foram incluídos em um grupo e os pacientes que não alcançaram nenhum objetivo ou um a dois objetivos foram incluídos em outro grupo. Ambos os grupos foram comparados relativamente à duração da diabetes mellitus, ao índice de massa corporal, à terapêutica de redução da glicose, à terapêutica cardiovascular e às complicações micro e macro vasculares.

As variáveis registadas foram a idade, o tipo de diabetes mellitus, a duração da diabetes mellitus, a HbA1c, o perfil lipídico em jejum, incluindo o LDL.Cholestrol (LDL.C), a albuminúria, o índice de massa corporal, as complicações micro e macro vasculares, os medicamentos para baixar a glicose, incluindo a insulina e a terapêutica cardiovascular. A hipertensão foi definida como pressão arterial sistólica ≥130mmHg e pressão arterial diastólica ≥ a 90mmHg.

A doença arterial coronária foi diagnosticada com base nos antecedentes (enfarte do miocárdio, intervenção coronária percutânea ou cirurgia de revascularização do miocárdio) ou no teste de tolerância ao exercício ou na ecocardiografia. A neuropatia periférica foi diagnosticada com base nos sintomas de dormência e no exame clínico do sistema sensorial. A retinopatia diabética foi diagnosticada através da realização de fundoscopia nos doentes.

**Análise estatística**

As frequências foram descritas como média e desvio padrão. A diferença entre os resultados foi considerada significativa ou não significativa para p≤0,05, respetivamente. Os dados foram analisados com recurso ao SPSS versão 20.

**Resultados**

Dos 300 pacientes, a idade média dos pacientes era de 51 anos.Fig.1. A glicemia média em jejum era de 173 mg/dl, 10% dos doentes sofriam de diabetes mellitus de tipo 1 e 90% sofriam de diabetes mellitus de tipo 2. 49,4% dos doentes eram do sexo masculino e 50,6% do sexo feminino. 70% dos doentes tinham um valor de HbA1c superior a 7%(.FIg.2).75% dos pacientes têm o seu LDL.C >100mg/dl.Fig3.72% dos pacientes têm a sua pressão arterial sistólica superior a 140mmHg.Fig4.78% dos pacientes têm o seu IMC>30%.Fig.5,tabela10.26% dos pacientes têm mais de 10 anos de duração da diabetes mellitus.Fig.6.

Dos 300 doentes, apenas 14 doentes atingiram os três objectivos e 102 doentes não atingiram nenhum destes objectivos (p=.021). Na tabela 1, o resto dos doentes (184) atingiram apenas um ou dois objectivos. 95,34% dos doentes não atingiram os objectivos e apenas 4,66% dos doentes atingiram os três objectivos. 18 doentes têm a sua pressão arterial sistólica inferior a 140 mmHg (p=.084) e HbA1c <7% (p=.005).36% da população do estudo estava a utilizar metformina, 26% da população do estudo estava a utilizar insulina e 19% da população do estudo estava a utilizar uma combinação de agentes hipoglicémicos orais.Fig7.81% dos doentes sofriam de complicações micro e macro vasculares, Figura.8 e apenas 40% dos doentes estavam a fazer terapia cardiovascular.FIG.9.8.

17% dos doentes sofriam de doença arterial coronária e 23% sofriam de nefropatia. Não houve diferença significativa de complicações micro e macro vasculares (0,58) entre os doentes que estavam a fazer tratamento e os que não estavam a fazer tratamento (p=0,42). Um número significativo de doentes estava a tomar metformina (,039).

Não foi registada qualquer diferença significativa na duração da diabetes mellitus (p=0,41), no sexo (p=0,38), no índice de massa corporal (p=0,64) e no tipo de diabetes mellitus (P=0,56) entre os que atingiram e os que não atingiram os objectivos. A prevalência global da obesidade é elevada na população estudada.

Figure 1

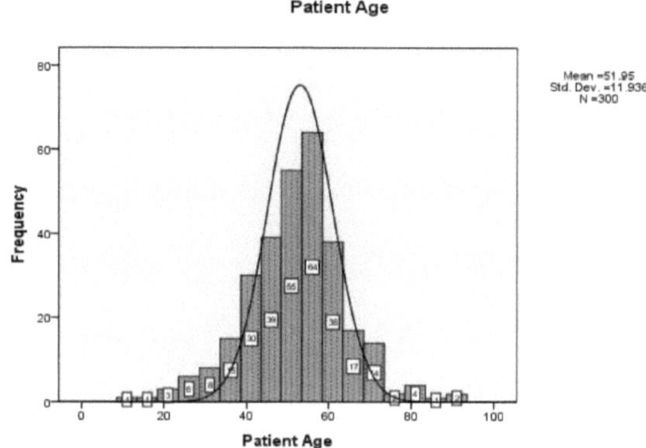


Figure 2

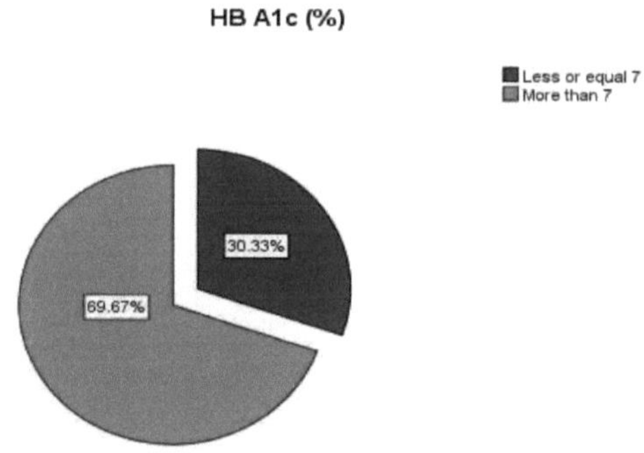

Figure 3

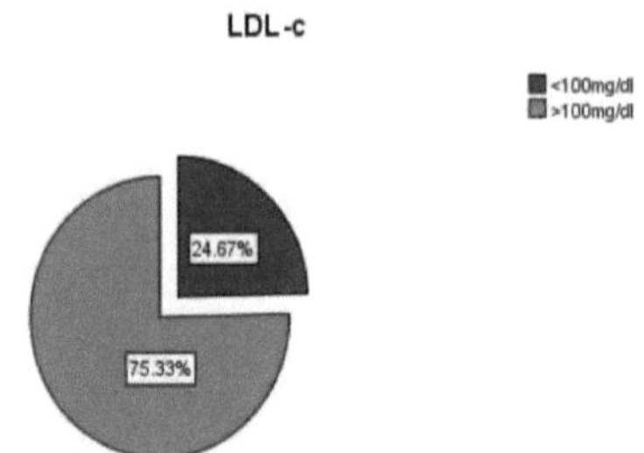


Figure 4

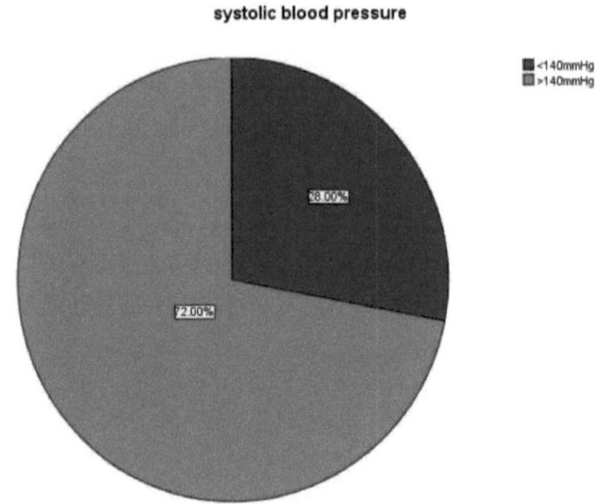

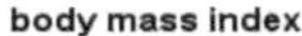

**Figure 5**

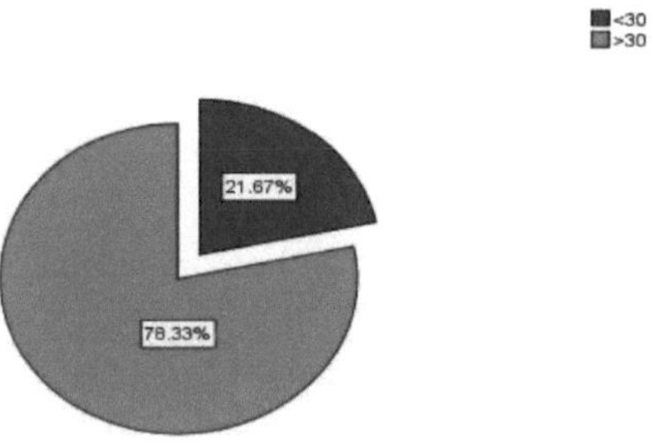


Figure 6(p=0.56)

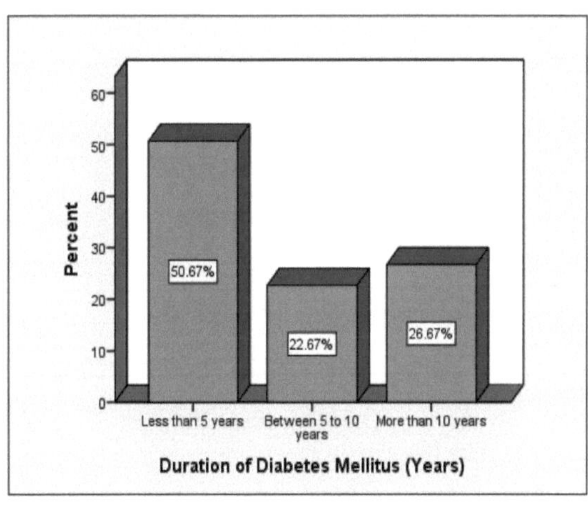

**Figure 7**

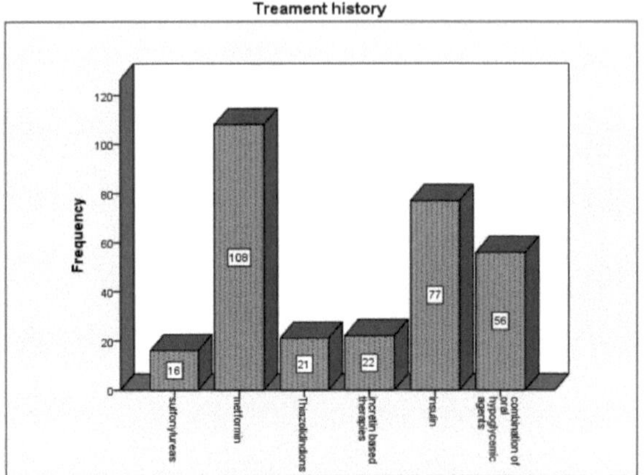


Figure 8

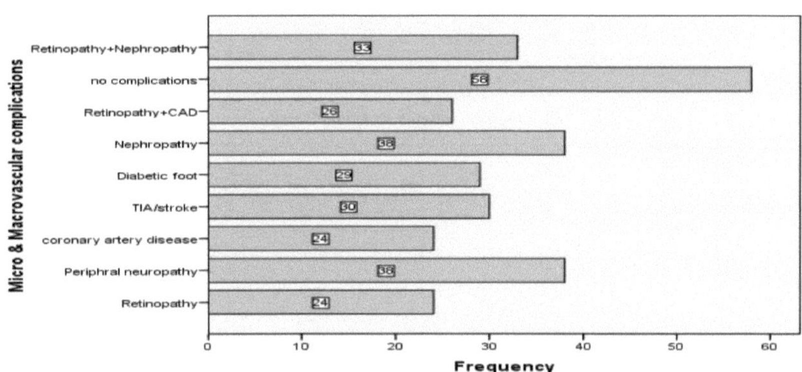

Figure 9

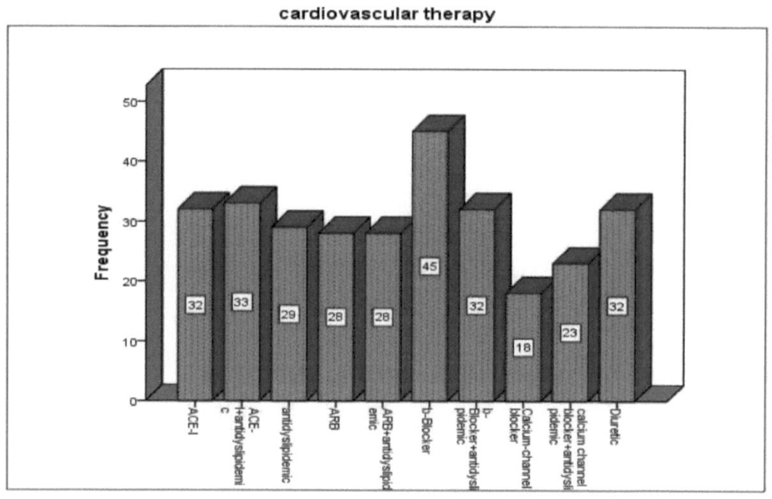


Figure 10(p=0.02)

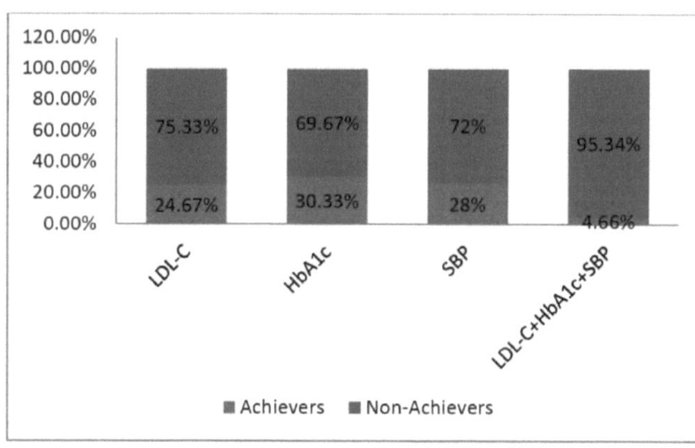

**Tabela 9: Correlação de HB A1c (%) * LDL-c * pressão arterial sistólica (P=.021)**

| tensão arterial sistólica | | | LDL-c | | Total |
|---|---|---|---|---|---|
| | | | <100mg/dl | >100mg/dl | |
| <140mmHg | HB A1c (%) | Menor ou igual a 7 | 14 | 18 | 32 |
| | | Mais de 7 | 16 | 36 | 52 |
| | Total | | 30 | 54 | 84 |
| >140mmHg | HB A1c (%) | Menor ou igual a 7 | 18 | 41 | 59 |
| | | Mais de 7 | 26 | 131 | 157 |
| | Total | | 44 | 172 | 216 |

**Tabela 10: Complicações micro e macro vasculares (p=.585)**

| Complicações micro e macro vasculares | Realizadores | Não realizadores |
|---|---|---|
| Retinopatia | 0 | 24 |
| Neuropatia periférica | 3 | 35 |
| doença arterial coronária | 1 | 23 |
| AIT/acidente vascular cerebral | 0 | 30 |
| Pé diabético | 1 | 28 |
| Nefropatia | 4 | 34 |
| Retinopatia+CAD | 2 | 24 |
| sem complicações | 2 | 56 |
| Retinopatia Nefropatia | 1 | 32 |
| Total | 14 | 286 |

Tabela 11.Terapia cardiovascular (p=.484)

| terapia cardiovascular | Realizadores | Não realizadores |
|---|---|---|
| ACE-I | 2 | 30 |
| b-Bloqueador+antidislipidémico | 2 | 30 |
| ARB | 3 | 25 |

| | | |
|---|---|---|
| Bloqueador dos canais de cálcio | 2 | 16 |
| b-Blocker | 1 | 44 |
| Diurético | 2 | 30 |
| Antidislipidémico | 0 | 29 |
| ACE-I+antidislipidémico | 2 | 31 |
| ARB+antidislipidémico | 0 | 28 |
| canal de cálcio bloqueador+antidislipidémico | 0 | 23 |
| Total | 14 | 286 |

**Quadro 12(p=0,641)**

| População do estudo | índice de massa corporal | | Total |
|---|---|---|---|
| | <30 | >30 | |
| Objetivo Realizadores | 3 | 11 | 14 |
| Objetivo inadaptados | 62 | 224 | 286 |
| Total | 65 | 235 | 300 |

**Discussão e conclusão**

O objetivo do estudo é determinar a realização do controlo glicémico, do controlo da hipertensão e do controlo da hiperlipidemia, os principais factores de risco cardiovascular em doentes com diabetes mellitus. Um número significativo de doentes não atingiu os objectivos estabelecidos nas diretrizes. A pressão sanguínea sistólica foi relativamente controlada em comparação com o LDL.C. O principal fator metabólico prevalecente na população estudada foi o aumento do índice de massa corporal (IMC), mas não houve diferença significativa entre o IMC dos que atingiram e dos que não atingiram os objectivos. Utilizando pontos de corte semelhantes para documentar o controlo ideal dos factores de risco na diabetes, a partir do National Health and Nutrition Examination Survey e do Behavioral Risk Fator Surveillance, verificou-se que a taxa de não fumadores que atingiram o objetivo triplo aumentou de 4,6% para 14,3% entre 1999 e 2010.[51] Noutro estudo realizado, a taxa composta de cumprimento do objetivo é de 2,5-4,9% .[11]

Não foi registada qualquer diferença significativa entre as complicações micro e macro vasculares nos dois grupos de estudo. 95,34% dos doentes não atingiram os objectivos e apenas 4,66% atingiram os três objectivos. Mais de metade dos doentes sofria de complicações micro e macro vasculares. No nosso estudo, quase metade dos doentes tinha mais de cinco anos de diabetes mellitus, embora tal não fosse estatisticamente significativo. No que diz respeito aos medicamentos cardiovasculares, não se verificou uma diferença significativa entre os doentes que atingiram os objectivos e os que não os atingiram. A hiperglicemia crónica e a hipertensão promovem sinergicamente a lesão microvascular. O aumento do colesterol sérico tem um efeito sinérgico[19] . A razão mais importante para não se atingir a normoglicemia, o mau controlo da pressão arterial e do LDL.C é a utilização inadequada de medicamentos. A redução do peso das doenças cardiovasculares na diabetes deve começar com a avaliação e o tratamento do LDL.C. elevado. As estatinas são o tratamento preferido[50] . O LDL.C é o principal objetivo da terapia de redução dos lípidos nas orientações da ADA e do NCEP ATP 111. [51, 52]O distúrbio lipídico típico em doentes com diabetes, a dislipidemia diabética, é caracterizado por triglicéridos elevados, colesterol HDL baixo e aumento do número de partículas LDL pequenas e densas.

A implementação de objectivos de tratamento para a diabetes é um desafio e é subóptima na maioria dos contextos clínicos.[21] A redução do colesterol LDL para <70mg/dl pode proporcionar maiores objectivos cardiovasculares e as últimas diretrizes recomendam <70mg/dl como um objetivo LDL ótimo em doentes de risco muito elevado, particularmente em doentes que sofrem de doença arterial coronária.[51,53]

As complicações macrovasculares da diabetes começam antes do início da diabetes[54] . Este fenómeno é explicado pelo aumento da resistência à insulina[55] . Existe um aumento significativo do risco de morte cardiovascular e de todos os eventos cardiovasculares em doentes diabéticos de tipo 2 com níveis de HbA1c superiores a 7% em comparação com indivíduos diabéticos com níveis de HbA1c inferiores[56] . Muitos factores potenciais associados à incapacidade de atingir objectivos críticos na DMT2 representam obstáculos ou limitações na gestão da doença, como a intolerância às estatinas, etc. Outro fator responsável parece ser a tendência natural para o aumento da variável ao longo do tempo, que é provavelmente responsável pelas taxas decepcionantes de HbA1c (28%) e PAS (30%). [57, 56]

As variáveis definidas indicam um melhor objetivo de intervenção para melhorar a gestão global dos principais componentes modificáveis do risco vascular. Devem ser prescritos medicamentos adequados para controlar a pressão arterial, o açúcar no sangue e os lípidos, incluindo a combinação de tratamento e melhoria do estilo de vida.

O estudo Decode revelou que a hiperglicemia de 2 horas pós-carga estava associada a um aumento da mortalidade por doença cardiovascular de forma independente.

Há um reconhecimento crescente de que a diabetes pertence a uma categoria especial de factores de risco devido ao risco acentuadamente aumentado de doenças cardiovasculares, aos factores de risco metabólicos coexistentes e ao efeito hiperglicémico na vasculatura. O risco absoluto de eventos coronários graves é idêntico ao dos doentes não diabéticos com doença arterial coronária estabelecida.

As mulheres com diabetes parecem perder a sua proteção inerente contra o desenvolvimento de doenças cardiovasculares. Os doentes com diabetes mellitus têm um pior prognóstico de sobrevivência do que os doentes com doença arterial coronária sem diabetes mellitus[58, 59, 60] . A maioria dos doentes com microalbuminúria também tem hipertensão. Nestes doentes, o controlo da hipertensão retarda o declínio da taxa de filtração glomerular.[61, 62, 63] A hipertensão é um fator de risco estabelecido para as doenças cardiovasculares.[64] Quando a hipertensão coexiste com a diabetes manifesta, o risco de doença cardiovascular aumenta duplamente. Existe uma associação positiva entre a hipertensão e a resistência à insulina[65] . O objetivo final da saúde pública e da intervenção clínica é a prevenção da diabetes através da redução da obesidade e da promoção da atividade física na população em geral.[66]

**Conclusão**

Uma baixa proporção de doentes com diabetes mellitus cumpre todos os objectivos principais recomendados.

Recomenda-se um bom controlo da pressão arterial, da glicemia e da hiperlipidemia para prevenir as complicações nos doentes com Diabetes mellitus.

Existe uma elevada prevalência de obesidade, complicações micro e macro vasculares na população estudada e a maioria dos doentes tinha mais de cinco anos de diabetes mellitus.

## Referências

1. Relatório global sobre a situação das doenças não transmissíveis 2014. Genebra, Organização Mundial de Saúde, 2012.

2. Diabetes Care. 2010 Jan; 33(Suppl 1): S62-S69.

3. Amato AA, et al. Diabetes Mellitus.Harrison's Principles of Internal Medicine. 18th ed. Nova Iorque, N.Y: The McGraw-Hill Companies; 2012.

4. J, Vaccaro O, Neaton JD, Wentworth D. Diabetes, outros factores de risco e mortalidade cardiovascular a 12 anos em homens rastreados no Multiple Risk Fator Intervention Trial. Diabetes Care .

5. Hermans MP, Ahn SA, Rousseau MF. Risco vascular residual na DMT2: a próxima fronteira. Recent Advances in the Pathogenesis, Prevention and Management of Type 2 Diabetes and its Complications (Avanços recentes na patogénese, prevenção e gestão da diabetes tipo 2 e suas complicações). Rijeka, Croácia: InTech; 2011. p. 45-66

6. Shah BM, Mezzio DJ, Ho J, Ip, EJ, Association of ABC (HbA1c, blood pressure, LDL-cholesterol) goal attainment with depression and health-related quality of life among adults with type 2 diabetes complications.2015 Apr 24.

7. Arshag D Mooradian, Dyslipidemia in type 2 diabetes mellitus, Nature Reviews Endocrinology 5, 150-159 (março de 2009).

8. C. Torp-Pedersen, C. Rask-Madsen, I. Gustafson, F. Gustafson, L. Kober. Diabetes mellitus and cardiovascular risk: just another risk fator? Suplementos do European Heart Journal (2003) 5 (Suplemento F), F26-F32.

9. Must A, Spadano J, Coakley EH, et al. The disease burden associated with overweight and obesity. JAMA 1999; 282:1523-9.

10. Cleland SJ, Petrie JR, Small M, et al. A ação da insulina está associada à função endotelial na hipertensão e na diabetes tipo 2. Hypertension 2000; 35:507-11.

11. Taylor AA. Pathophysiology of hypertension and endothelial dysfunction in patients with diabetes

mellitus. Endocrinol Metab Clin North Am 2001; 30:983-97.

12. Haffner SM, Lehto S, Ronnemaa T, et al. Mortalidade por doença coronária em indivíduos com diabetes tipo 2 e em indivíduos não diabéticos com e sem enfarte do miocárdio prévio. N Engl J Med 1998; 339:229-34.

13. Muhlestein JB, Anderson JL, Horne BD, Lavasani F, et al: Effect of fasting glucose levels on mortality rate in patients with and without diabetes mellitus and coronary artery disease undergoing percutaneous coronary intervention. Am Heart J146: 351-358, 2003.

14. Thrainsdottir IS, Aspelund T, Thorgeirsson G, Gudnason V, et al: The association between glucose abnormalities and heart failure in the population-based Reykjavik Study. Diabetes Care 28:612 -616, 2005.

15. Carneiro AV: Doença coronária na diabetes mellitus: factores de risco e epidemiologia.Rev Port Cardiol 2004 Out; 23(10):1359-66.

16. Série de relatórios técnicos da OMS n.º 844. Prevenção da diabetes mellitus: relatório do grupo de estudo da OMS Genebra: Organização Mundial de Saúde, 1994.

17. BC Unadike, NA Akpan, EJ Peters, IO Essien, e OE Essien: Prevalência da síndrome metabólica entre pacientes com diabetes mellitus tipo 2 em Uyo, Nigéria. Journal Home > Vol 8, No 1 (2009).

18. Yki-Jarvinen H. Management of type 2 diabetes mellitus and cardiovascular risk: lessons from intervention trials. Drugs 2000; 60:975-83.

19. Dabelea D, Kinney G, Snell-Bergeon JK, et al.Coronary Artery Calcification in Type 1 Diabetes Study.Effect of type 1 diabetes on the gender difference in coronary artery calcification: a role for insulin resistance? The Coronary Artery Calcification in Type 1 Diabetes (CACTI) Study. Diabetes 2003; 52:2833-283.

20. Wild S, Roglic G, Green A, Sicree R, King H (2004). "Prevalência global da diabetes: Estimativas para o ano 2000 e projecções para 2030". Diabetes Care **27** (5): 1047-53.

21. Buehler, AM; Cavalcanti, AB; Berwanger, O; Figueiro, M; Laranjeira, LN; et al, SA (Jun 2013).

"Efeito do controle rigoroso da glicemia versus controle convencional em pacientes com diabetes mellitus tipo 2: uma revisão sistemática com metanálise de ensaios clínicos randomizados". Cardiovascular therapeutics 31 (3): 147-60.

22. Goldstein JL, Hobbs HH, Brown MS. Hipercolesterolemia familiar. In: Scriver CR, Beaudet AL, et al. The Metabolic and Molecular Bases of Inherited Diseases (As Bases Metabólicas e Moleculares das Doenças Hereditárias). Nova Iorque, NY: McGraw Hill; 1985:1981-2030.

23. Jelinek JE. Marcadores cutâneos de Diabetes mellitus e papel da microangiografia. A pele na Diabetes. Philadelphia: Zea and Febiger 1986; Cap. No. 3: 31-40.

24. M. Centofani, "Complicações da diabetes: Mais do que açúcar?" Science News, vol. 149, no. 26/27, 23-30 de dezembro, p. 421 (1995).

25. Infecções respiratórias na diabetes Ahmed MS, Reid E e Khardori N (24 de junho de 2008).

26. Mealey, BL (outubro de 2006). "Doença periodontal e diabetes. Uma via de dois sentidos. Journal of the American Dental Association (1939). 137 Suppl: 26S-31S.

27. P. Zaoui, et al, "Role of Metalloproteases and Inhibitors in the Occurrence and Prognosis of Diabetic Renal Lesions," Diabetes and Metabolism, vol. 26 (Suplemento 4), p. 25 (2000).

28. Liew G, Klein R, Wong TY (2009). O papel da genética na suscetibilidade à retinopatia diabética. Int Ophthalmol Clin 49 (2): 35-52.

29. Aristides Veves, Rayaz A. Malik (2007). Neuropatia Diabética: Clinical Management (Clinical Diabetes), Segunda Edição. Nova Iorque

30. Gipsen WH,Biessels JS(novembro de 2000) "Cognition and synaptic plasticity in diabetes mellitus". Tendências em Neurociências **23** (11): 542-9.

31. Gispen Scott, G (março-abril de 2013). 'O exame do pé diabético: Um passo positivo na prevenção de úlceras e amputação do pé diabético.Gispen Scott, G (março-abril de 2013). "O exame do pé diabético: Um passo positivo na prevenção de úlceras e amputações do pé diabético.

32. Connie C.W., Hsia. "O envolvimento dos pulmões na diabetes é importante?" Diabetes Care. Associação Americana de Diabetes. Recuperado em 13 de fevereiro de 2013.

33. Utilização da hemoglobina glicada (HBA1c) no diagnóstico da diabetes mellitus Organização Mundial de Saúde, 2011.

34. Rohlfing, weidmayer HM, little RR et al:Defining the relationship between plasma glucose and HbA(1c): analysis of glucose profiles and HbA(1c) in the Diabetes Control and Complications Trial. Diabetes Care. 2002.

35. Wilson PW, D'Agostino RB, Levy D, Belanger AM, Silbershatz H, Kannel WB. Prediction of coronary heart disease using risk fator categories. Circulation. 1998; 97:1837-1847.

36. Wilson PW. Diabetes mellitus and coronary heart disease. Am J Kidney Dis. 1998;32:S89-S100.

37. Geiss LS, Herman WH, Smith PJ, Grupo Nacional de Dados sobre a Diabetes. Diabetes in America. Bethesda, Md: National Institutes of Health, National Institute of Diabetes and Digestive and Kidney Diseases; 1995:233-257.

38. Byberg L, Siegbahn A, Berglund L, McKeigue P, Reneland R, Lithell H. A atividade do inibidor do ativador do plasminogénio-1 está independentemente relacionada com a sensibilidade à insulina e os triglicéridos séricos em homens de 70 anos. Arterioscler Thromb Vasc Biol. 1998; 18:258-264.

39. Wingard DL, Barrett-Connor EL, Scheidt-Nave C, McPhillips JB. Prevalência de complicações cardiovasculares e renais em adultos mais velhos com tolerância normal ou diminuída à glucose ou NIDDM: um estudo de base populacional. Diabetes Care. 1993; 16:1022-1025.

40. Mogensen CE. A microalbuminúria prediz a proteinúria clínica e a mortalidade precoce em casos de

diabetes.

41. Kobayashi S, Liang Q (maio de 2014). "Autofagia e mitofagia na cardiomiopatia diabética". Biochim Biophys Ata. S0925-4439 (14): 00148-3.

42. Folsom AR, Eckfeldt JH, Weitzman S, Ma J, Chambless LE, et al, Atherosclerosis Risk in Communities Study Investigators. Relação da espessura da parede da artéria carótida na diabetes mellitus, glicose e insulina em jejum, tamanho do corpo e atividade física. Stroke. 1994;25:66-73.

43. Grupo de Dados sobre a Diabetes. Diabetes in America. Bethesda, Md: National Institutes of

Health, National Institute of Diabetes and Digestive and Kidney Diseases; 1995:233-257.

44. Painel de Consenso da ADA. Papel dos factores de risco cardiovascular na prevenção e tratamento da doença macrovascular na diabetes: Associação Americana de Diabetes. Diabetes Care. 1989; 12:573-579.

45. Painel de Peritos sobre Deteção, Avaliação e Tratamento do Colesterol Sanguíneo Elevado em Adultos (maio de 2001). "Resumo Executivo do Terceiro Relatório do Painel de Peritos do Programa Nacional de Educação sobre o Colesterol (NCEP) sobre Deteção, Avaliação e Tratamento do Colesterol Sanguíneo Elevado em Adultos (Painel de Tratamento de Adultos III)". JAMA: the Journal of the American Medical Association 285 (19): 2486-97.

46. Austin MA, King M-C, Vranizan KM, Krauss RM. Atherogenic lipoprotein phenotype: a proposed genetic marker for coronary heart disease risk. Circulation. 1990; 82:495-506.

47. James, PA.; Oparil, S.; Carter, BL.; Cushman, WC.; Dennison-Himmelfarb, C.; Handler, J.; Lackland, DT.; Lefevre, ML.; et al. (dezembro de 2013). "Diretriz baseada em evidências de 2014 para o tratamento da pressão alta em adultos: Relatório dos Membros do Painel Nomeados para o Oitavo Comité Nacional Conjunto (JNC 8)". JAMA 311 (5): 507-20.

48. Um ensaio aleatório de controlo intensivo versus controlo normal da pressão arterial. New England Journal of Medicine 373 (22): 2103-2116. Grupo do Estudo Prospetivo da Diabetes no Reino Unido (UKPDS). Effect of intensive blood-glucose control with metformin on complications in overweight patients with type 2 diabetes (UKPDS 34). Lancet. 1998; 352:854-865.

49. Soumaı, Camara, Evariste Bouenizabila, Michel P.et al. Rousseau. Diabetes e síndrome metabólica, investigação clínica e revisões 2014-145-149.

50. Richard W, Nesto MD,Redução do colesterol LDL no diabetes tipo 2: Qual é a melhor abordagem? Clinical Diabetes January 2008 vol. 26 no. 1 8-13.

51. Associação Americana de Diabetes: Padrões de cuidados médicos em diabetes: 2007. Diabetes Care30:S4 -S41, 2007.

52. O Painel de Peritos: Third Report of the National Cholesterol Education Program (NCEP) Expert Panel on Detection, Evaluation, and Treatment of High Blood Cholesterol in Adults (Adult Treatment

Panel III): final report. Circulation106: 3143-3421, 2002.

53. Grundy SM, Cleeman JI, Bairey Merz CN, et al, para o Comité de Coordenação do Programa Nacional de Educação sobre o Colesterol: Implications of recent clinical trials for the National Cholesterol Education Program Adult Treatment Panel III guidelines (Implicações de ensaios clínicos recentes para as diretrizes do Painel de Tratamento de Adultos III do Programa Nacional de Educação sobre o Colesterol). Circulation 110:227 -239, 2004.

54. K. Pyorala, Relationship of glucose tolerance and plasma insulin to the incidence of coronary heart disease: results from two population studies in Finland Diabetes Care, 2 (1979), pp. 131-141.

55. S. Yamagishi, T. Matsui, S. Ueda, K. Fukami, S. Okud Utilidade clínica da acarbose, um inibidor da alfa-glicosidase em doenças cardio-metabólicas Curr Drug Metab,10 (2009),pp. 159-163.

56. HermansMP, Amoussou, GuenouKD, AhnSA, RousseauMF, EveraertL, AertsA.The elusive type2 diabetes individual at blood pressure control: phenotypic characterization of goalachieving patients. Diabetes Metab Syndr2010; 4:215-9.

57. Stone PH, Muller JE, Hartwell T, York BJ, et al, o Grupo de Estudo MILIS. O efeito da diabetes mellitus no prognóstico e na função ventricular esquerda em série após enfarte agudo do miocárdio: contribuição da doença coronária e da função diastólica

disfunção ventricular esquerda para o prognóstico adverso. J Am

Coll Cardiol. 1989; 14:49-57.

58. Singer DE, Moulton AW, Nathan DM. Diabetic myocardial infarction: interaction of diabetes with other preinfarction risk factors. Diabetes. 1989; 38:350-357.

59. Smith JW, Marcus FI, Serokman R. Prognosis of patients with diabetes mellitus after acute myocardial infarction. Am J Cardio. 1984; 54:718-721.

60. Regan TJ, Lyons MM, Ahmed SS, Levinson GE, et a. Evidence of cardiomyopathy in familial diabetes mellitus. J Clin Invest. 1977; 60:884-899.

61. . Regan TJ. Insuficiência cardíaca congestiva no diabético. Annu

Rev Med. 1983; 34:161-168.

62. Ettinger PO, Regan TJ. Doença cardíaca no diabetes. Postgrad Med. 1989; 85:229-232.

63. Wilson PW. Diabetes mellitus and coronary heart disease. Am J Kidney Dis. 1998; 32:S89-S100.

64. Reaven GM, Lithell H, Landsberg L. Hypertension and associated metabolic abnormalities: the role of insulin resistance and the sympatho-adrenal system. N Engl J Med. 1996; 334:374-3

65. Stevens, ColemanRL, AdlerAI, StrattonIM, MatthewsDR, HolmanRR.UKPDS factores de risco para a mortalidade de casos de enfarte do miocárdio e de AVC na diabetes tipo 2. Diabetes Care2004; 27:201-7.

66. Grundy SM, Benjamin IJ, Burke GL, Chait A, Eckel RH,et al. Diabetes and cardiovascular disease: a statement for health professionals from the American Heart Association.

Circulation. 1999; 100:1134-1146.

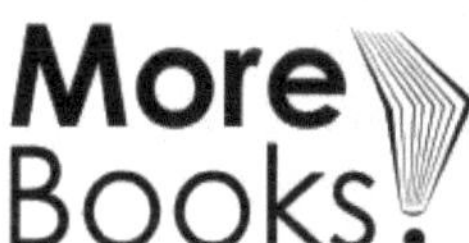


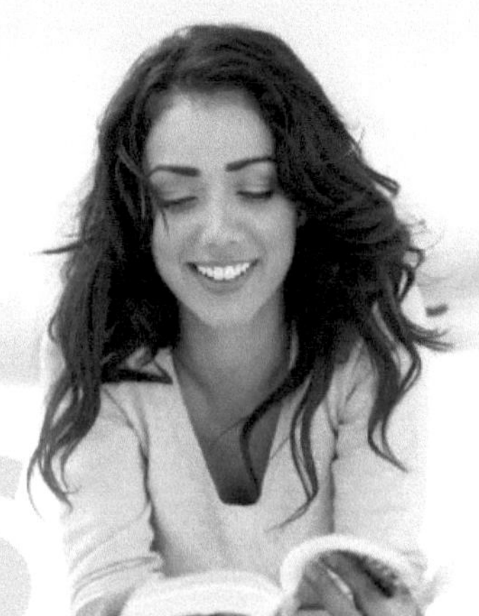

yes

I want morebooks!

Buy your books fast and straightforward online - at one of world's fastest growing online book stores! Environmentally sound due to Print-on-Demand technologies.

Buy your books online at

**www.morebooks.shop**

Compre os seus livros mais rápido e diretamente na internet, em uma das livrarias on-line com o maior crescimento no mundo! Produção que protege o meio ambiente através das tecnologias de impressão sob demanda.

Compre os seus livros on-line em

**www.morebooks.shop**

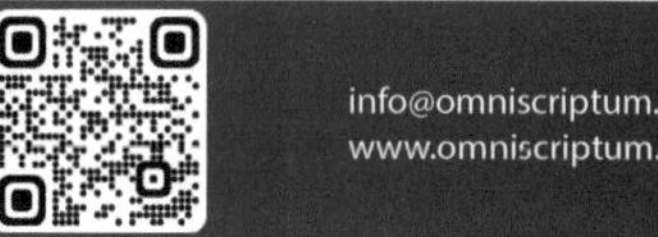


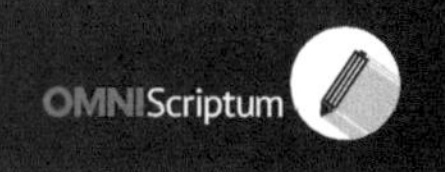

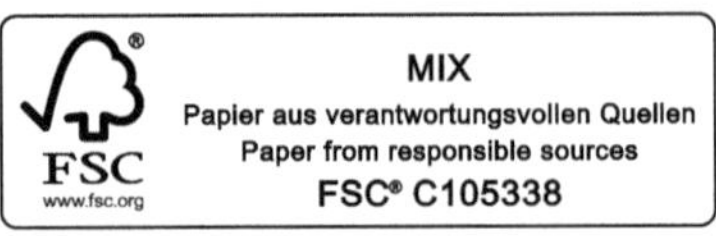


Printed by Books on Demand GmbH, Norderstedt / Germany